AF299928

ÉTUDE SUR LE TRAITEMENT

DES

HÉMATOMES RÉCENTS

PAR

Fabien GENTY

DOCTEUR EN MÉDECINE DE LA FACULTÉ DE PARIS
Médecin stagiaire au Val-de-Grâce.

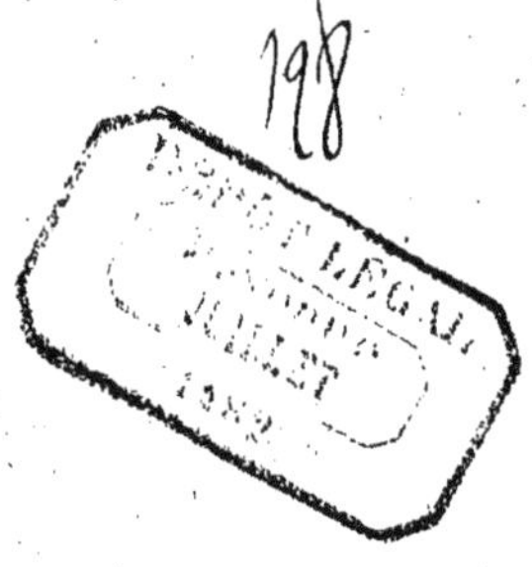

PARIS

ALPHONSE DERENNE

52, Boulevard Saint-Michel, 52

1882

ÉTUDE SUR LE TRAITEMENT

DES

HÉMATOMES RÉCENTS

PAR

Fabien GENTY

DOCTEUR EN MÉDECINE DE LA FACULTÉ DE PARIS

Médecin stagiaire au Val-de-Grâce.

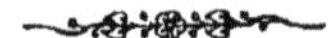

PARIS

ALPHONSE DERENNE

52, Boulevard Saint-Michel, 52

1882

A MON PÈRE, A MA MÈRE

A MES FRÈRES, A MES SŒURS

A MON ONCLE FÉLICIEN GENTY

A TOUS MES PARENTS

A M. LE Dr DESPRÈS

Professeur agrégé à la Faculté de Médecine de Paris
Chirurgien de l'hôpital de la Charité
Membre de la Société de chirurgie, etc.

Témoignage de ma vive gratitude.

A MON PRÉSIDENT DE THÈSE

M. LE PROFESSEUR PANAS

ÉTUDE SUR LE TRAITEMENT

DES

HÉMATOMES RÉCENTS

———

Avant de tenter l'étude du traitement des hématomes, nous allons faire dans quelques pages leur étiologie, leur anatomie pathologique et leur histoire clinique : notre travail sera ainsi divisé en deux parties ; une première qui comprendra la pathogénie, l'anatomie pathologique, les symptômes et la marche des hématomes et une deuxième où nous nous occuperons de leur traitement.

Que faut-il entendre par hématome ? Velpeau, Bérard, Laugier parlent longuement des épanchements sanguins qu'ils divisent en bosses sanguines et en dépôts sanguins, suivant leur volume et l'état des tissus circonvoisins, mais ils ne les désignent jamais sous le nom d'hématomes, « Hématome, dit Virchow (Pathologie des tumeurs, t. I, 1867) est une expression qui a été mise en usage par F. Franck, et qui est assez répandue actuellement. On peut dire, il est vrai, que cette expression a été appliquée aux tumeurs les plus diverses qui se font remarquer par la grande quantité de sang qu'elles renferment, par exemple aux angiomes caverneux, aux cancers et aux sarcomes télangiectasiques, et de nos jours encore, ce que l'on désigne sous ce nom, n'a pour caractère commun que le sang extravasé, sang qui sorti de ses canaux vasculaires, accumulé sous forme de tumeur, simule jusqu'à un certain point une végétation. »

« Hématome (αιματουν, remplir de sang) est un nom donné, d'après Robin et Littré, au céphalœmatome, aux tumeurs sanguines quelconques, suite de contusion, de rupture de varices, etc., aux tumeurs souvent enkystées assez fréquentes chez les vieillards dans le bassin, la thyréoïde, au cou, dans les ganglions lymphatiques, la rate, les capsules, qui sont formées de fibrine provenant d'épanchements sanguins. » Pour Billroth, il y a hématome ou ecchymose, lorsque tout à coup une grande quantité de sang sort des vaisseaux et se déverse dans un tissu cellulaire lâche où il se creuse une cavité plus ou moins circonscrite. De ces trois définitions, c'est celle de Virchow qui nous semble préférable ; elle a le mérite d'être plus générale que celles de Robin et Billroth qui donnent seulement le nom d'hématomes, le premier aux tumeurs sanguines anciennes, le second aux tumeurs sanguines du tissu cellulaire ; un hématome est donc du sang qui, sorti de ses canaux vasculaires, accumulé sous forme de tumeur, simule jusqu'à un certain point une végétation ; en d'autres termes, c'est une tumeur formée par du sang collecté en foyer ; que cette tumeur siège dans le tissu cellulaire ou musculaire, dans une séreuse même, la tunique vaginale par exemple, dans un organe quelconque enfin, qu'elle date de quelques jours ou de quelques mois, qu'elle ait le volume d'une noix, d'une orange, ou d'une tête de fœtus, elle constitue toujours un hématome, toutefois l'usage a consacré des noms spéciaux pour certains épanchements sanguins : dans notre travail, nous nous occuperons seulement des hématomes récents qui ont leur siége dans les parois du tronc et dans les membres, en dehors des membranes séreuses.

PATHOGÉNIE

Les hématomes peuvent se rencontrer sur tous les points
du tronc et des membres ; ils sont surtout fréquents au
bras, à l'avant-bras, sur le pourtour de la cuisse, à la
fesse, aux lombes, aux endroits en un mot, où la peau
est doublée d'un tissu cellulaire lâche ; leur cause est presque toujours un traumatisme, et tous les auteurs les dé-
crivent comme caractérisant le deuxième degré de la contusion. Trois facteurs sont à considérer dans leur production : une puissance ou un corps contondant, un point
d'appui, et enfin une partie contuse, résistante ; nous verrons ensuite l'influence que l'état général du sujet peut
avoir sur leur volume. La puissance ou plutôt le corps
contondant est variable quant à sa nature, son volume,
sa manière d'agir ; c'est une roue de voiture, une poutre,
un bloc de pierre, un corps quelconque qui contusionne
un membre et y détermine la production d'un épanchement sanguin ; ce corps quelconque doit avoir cependant
un certain volume ; en n'atteignant les tissus que par une
surface très limitée, il produirait la déchirure d'un nombre
de capillaires très restreint et par suite une simple infiltration sanguine, ou il pénétrerait les parties molles, comme
le font les projectiles des armes à feu. Sa direction peut
être perpendiculaire ou oblique ; si elle est perpendiculaire,
il peut déterminer dans les tissus, outre un hématome,

une désorganisation variable selon sa force, selon l'épaisseur des parties molles ; si au contraire, elle est oblique,
il entraîne les tissus dans une certaine direction, ceux-ci
cèdent grâce à leur souplesse, à leur élasticité et éprouvent
peu de désordres ; mais les vaisseaux capillaires se déchi-
rent en grand nombre, et l'hématome est plus volumineux
que dans le cas de contusion perpendiculaire. Le point
d'appui peut être situé à l'extérieur ou à l'intérieur du
blessé ; il est à l'extérieur quand un membre ou une partie
quelconque du corps se trouve prise entre le sol par
exemple, et une roue de voiture, un éboulement de terre.
Les points d'appui situés à l'intérieur sont les os, les cartilages, les tendons contre lesquels peuvent être comprimés
le tissu cellulaire, les muscles, les vaisseaux etc. Les parties intermédiaires aux deux agents de la pression, les
parties contuses sont la peau, le tissu cellulaire, les muscles, les aponévroses etc.

Ces tissus n'ont pas tous la même cohésion et subissent
à un degré variable les effets de la contusion ; la peau,
grâce à sa souplesse et à son élasticité, est souvent peu
atteinte ; elle se déplace, glisse en quelque sorte sur les
parties profondes ; le tissu cellulaire sous-cutané qui unit
sa face profonde aux tissus sous-jacents se déchire ainsi
que les capillaires et tous les autres moyens d'union : il en
résulte ce que Voillemier appelle une plaie sous-cutanée,
une cavité d'un volume variable où le sang s'accumule
pour former un hématome. Cette cavité peut siéger également dans le tissu conjonctif intermusculaire, beaucoup
plus rarement dans l'épaisseur d'un muscle. En résumé
les hématomes sont un effet de la contusion et leur volume

est subordonné surtout à la direction de l'ageut vulnérant et aussi à la richesse vasculaire et à la force de cohésion des tissus. Mais il dépend aussi d'une autre condition sur laquelle M. le professeur Verneuil a appelé le premier l'attention, je veux parler de l'état antérieur du blessé. L'éminent chirurgien signale des épanchements de sang quelquefois très considérables survenus à la suite de contusions insignifiantes, mais chez des sujets dont la santé était altérée par des maladies antérieures. « Nous avons, dit M. Verneuil, deux observations remarquables qui établissent l'influence de l'état de santé du malade. L'un des sujets était leucocythémique, l'autre affecté de congestion du foie. Tout le monde parle des hémophiles scorbutiques, et de certaines personnes paraissant jouir d'une bonne santé, et chez lesquelles cependant, les plus faibles pressions font naître des ecchymoses (article contusion, du Dictionnaire encyclopédique). »

ANATOMIE PATHOLOGIQUE

L'anatomie pathologique des hématomes ne comprend
pas seulement l'étude de la collection sanguine, mais aussi
celle des parties molles qui l'entourent.

Examiné peu de temps après l'accident, le contenu des
hématomes plus ou moins considérable est liquide, formé
en grande partie par du sang mêlé à quelques autres éléments anatomiques, soit liquides comme les sécrétions du
tissu conjonctif, la lymphe, la graisse provenant de la rupture de vaisseaux lymphatiques et de vésicules adipeuses,
soit solides comme des débris de muscles, de cartilages etc.
Quelques auteurs y ont signalé des leucocytes en abondance
et sont allés jusqu'à attribuer à ces globules blancs, la
propriété de pouvoir se transformer en tissu conjonctif,
mais M. Verneuil attribue la présence de ces leucocytes
à quelque complication inflammatoire. Quant au foyer de
l'hématome et aux tissus qui l'entourent, ils sont si bien
décrits par MM. Verneuil et Marchand, dans le *Dictionnaire encyclopédique* que nous ne pouvons mieux faire que
de citer textuellement ces auteurs. « La solution de continuité produite par la contusion, le foyer est plus ou moins
étendu, circonscrit, nettement limité, ou au contraire diffus,
anfractueux, sans borne précise. Le mode d'action du
corps contondant et surtout la constitution anatomique de
la région ou de l'organe contus président à ces formes,

mais le passage de la première à la seconde s'observe communément.... La paroi est toujours hétérogène, c'est-à-dire composée de plusieurs sortes d'éléments anatomiques disjoints et surtout rompus : les tronçons de ces derniers s'écartent d'abord en vertu de leurs propriétés élastiques ou contractiles ; leurs extrémités libres flottent et font plus ou moins saillie dans la cavité. Les éléments tubuleux, vaisseaux rouges et blancs, conduits excréteurs filiformes, acini, présentent des orifices béants ou des fissures plus ou moins larges. Quelques points de la paroi peuvent être tapissés par des tissus intacts et seulement dénudés dans une certaine étendue ; c'est ce qui arrive en particulier dans le cas de pression oblique et au niveau des pièces superficielles du squelette.

Les os de la voûte, par exemple, dans certaines contusions du crâne, constituent souvent à eux seuls la paroi profonde du foyer ; il en est de même aux membres pour les fortes aponévroses..... En raison de la façon dont la contusion se produit, des désordres de diverse nature s'étendent souvent bien au-delà des limites intrinsèques du foyer. Nous savons déjà que la diérèse s'accompagne d'une attrition plus ou moins étendue ; en parlant des pressions lentes ou obliques, nous avons constaté la coexistence de déchirures, d'arrachements, de décollements ; en signalant la coïncidence de la pression avec le choc, nous avons insisté sur ce point que le mouvement dont est animé le corps contondant, peut créer au loin des diérèses par vibrations et aussi faire naître à distance des phénomènes de commotion ; nous verrons plus loin, comment le sang en s'accumulant dans la cavité, et faisant effort contre la paroi peut agrandir considérablement et immédiatement les dimensions primitives du foyer. De tout ceci résulte l'utilité d'admettre avec la paroi proprement dite du foyer contus une série de zônes concentriques plus ou moins épaisses dans lesquelles à l'occasion apparaîtront des accidents ou des phénomènes différents de ceux de la contusion proprement dite. Immédiatement en dehors de la zône d'attrition qui fait en réalité partie de la paroi, nous admettrons une zône où s'observent les diérèses produites par vibrations, tractions, distensions, décollements et puis une zône de commotion. »

Ces désordres ne sont pas toujours limités aux parties profondes, et les téguments au niveau du foyer peuvent les présenter à un degré variable. Quelquefois ceux-ci sont intacts ; dans certains cas leur vitalité est seulement affaiblie ; enfin ils peuvent être entièrement désorganisés et présenter presque aussitôt après l'accident une coloration noirâtre, indice de leur mortification, en même temps que l'on constate leur complète insensibilité. Cette eschare persiste quelques jours et tient fermé le foyer de l'hématome jusqu'au moment où elle se détachera sous l'influence d'un travail d'inflammation éliminatrice.

Comment se comportent ces lésions dans la suite ? Que deviennent le sang extravasé et les parties molles qui le circonscrivent ? Contenu et contenant subissent simultanément un certain nombre de modifications.

Souvent lorsque le sang est extravasé dans les tissus, il se décompose en caillot et sérum, puis il est immédiatement soumis aux facultés absorbantes des tissus circonvoisins : s'il est en petite quantité, il disparaît en un temps assez court, variable toutefois selon l'état général du sujet, la vitalité des tissus absorbants. Si l'hématome est considérable, la résorption complète peut encore se faire ; le sang s'infiltre dans le tissu cellulaire du voisinage, comme le témoigne l'extension graduelle des ecchymoses, et peu à peu il finit par être repris entièrement par l'absorption ; quelquefois il passe en nature du foyer de l'hématome dans le torrent circulatoire, comme quelques observations de Marfels tendent à le prouver. Les parois du foyer se rapprochent, se mettent en contact et finissent par adhérer entre elles, par se réunir en quelque sorte par première intention. L'hématome peut persister : contenu et contenant subissent alors des transformations et au bout de quelque temps, ils peuvent offrir un aspect bien différent de celui des premiers jours. Le sang peut se présenter sous trois états principaux ; il s'est décomposé en deux parties, mais la partie fluide, le sérum séparé de la fibrine, a été seul repris par les vaisseaux lymphatiques et sanguins, la tumeur a diminué de volume, pris une consistance de plus en plus ferme, à mesure que le sérum a été absorbé, et après un temps variable, elle se trouve constituée uniquement par la fibrine. « Dans quelques cas, dit Cruveilhier, le sang a été trouvé concentré, très concentré, comme s'il avait été soumis à la dessication, d'une couleur noir de jais adhérent au kyste. » Bérard et Denonvilliers citent dans les parties molles de la cuisse, des tumeurs de ce genre qui ressemblaient pour la dureté à de véritables exostoses, sur un homme qui avait éprouvé une contusion violente de cette partie. Ce coagulum peut persister indéfiniment, ou disparaître après que la sérosité épanchée autour de lui l'a dissous. Rappelons en passant que Velpeau a prétendu qu'en se transformant, il pouvait donner naissance à des tumeurs de mauvaise nature, mais cette opinion n'est pas conforme à l'observation ; jamais depuis aucun chirurgien n'a rencontré de caillots sanguins organisés en tissu soit normal, soit pathologique. « Le sang extravasé ne s'organise jamais » (Cruveilhier, Anatomie pathologique).

Quelquefois le sang épanché n'a aucune tendance à se séparer en caillot et en sérum, comme il le fait généralement lorsqu'il est sorti de ses vaisseaux. Si sa résorption ne se fait pas, il reste liquide et n'éprouve aucun changement de couleur : « C'est un fait très remarquable que cette persistance dans son état naturel, d'un fluide sorti de ses canaux et plongé au milieu de nos tissus, tandis qu'il suffit de peu d'instants, quelques heures au plus, pour qu'il se partage en sérosité et en caillot, quand il est reçu dans un vase inerte. Sa décomposition, inévitable lorsqu'il se trouve dans cette dernière condition, est, au contraire, infiniment retardée, tant qu'il séjourne dans le corps. Il faut bien admettre que ce sang, en contact avec des tissus vivants, en reçoit des propriétés analogues à celles qui lui sont propres, quand il circule dans les vaisseaux, et croire qu'il obéit encore aux lois de la vie » (Bérard et Denonvilliers, *Compendium de chirurgie*, t. I). **MM.** Verneuil et Marchand jugent ces faits douteux et les regardent comme capables de recevoir une autre interprétation. Enfin, soit qu'il faille l'attribuer à la violence de la contusion, ou à la présence de quelque corps étranger, ou au mauvais état énéral du malade, ou à quelque infraction aux lo is de la thérapeutique, l'inflammation s'empare de la collection san-

guine ; la couleur du liquide extravasé devient alors de
plus en plus foncée, en même temps que sa quantité aug-
mente : si on pratique une incision, on voit s'écouler un
liquide de couleur brun chocolat. Peu à peu le plasma
purulent se substitue au sang, la suppuration devient fran-
che, le pus prend l'aspect phlegmoneux et l'hématome se
trouve alors changé en un abcès chaud, circonscrit ou
diffus.

Pendant que le contenu de l'hématome subit les diverses modifications que nous venons de voir, les parois primitives du foyer deviennent le siège de transformations
que nous allons étudier en quelques mots. D'après
Velpeau, les parois hétérogènes de la solution de continuité sont peu à peu refoulées excentriquement par l'abord
successif du sang épanché ; les mailles cellulaires se tassent
tout autour et les plus voisines du foyer, condensées de
plus en plus, se distinguent bientôt par leur texture de
celles qui leur sont contiguës, et l'on a ainsi assisté à la
formation de toutes pièces d'une véritable membrane séreuse. Ainsi, c'est le tassement, la distension du tissu conjonctif qui constituent ces parois qui plus tard pourront être
modifiées par les dépôts fibrineux. Peut-être peut-on invo-
quer ce mécanisme ingénieux quand l'épanchement se fait
lentement, et même dans ce cas, à la paroi ainsi formée
vient bientôt s'en ajouter une autre. Du reste, Velpeau
semble admettre lui-même que les tumeurs sanguines formées par l'écartement des fibres du tissu cellulaire, peuvent être limitées par un véritable kyste, par suite de l'influence qu'exercent sur les parois, les parties contenues.
D'après Boyer, Cloquet, le sang épanché serait limité par

une fausse membrane, formée elle-même de sa portion albumineuse ou !fibrineuse. Cruveilhier, Sédillot, disent qu'il se forme autour du sang épanché, une membrane isolante qui dans le principe, n'est qu'une fausse membrane, mais cette fausse membrane ne tarde pas à s'organiser. Elle est due à l'inflammation que le sang extravasé provoque autour de lui.

M. le professeur Verneuil émet des idées analogues : c'est au travail inflammatoire que sont dues toutes les transformations que subissent les parois des anciens épanchements : ces transformations aboutissent, soit à un véritable enkystement persistant, soit à un pseudo-kyste dont la membrane vasculaire peut donner lieu à des hémorrhagies répétées et par suite un véritable hématome chronique. C'est cette membrane qui, d'après le même auteur, donne naissance à ces tumeurs que Velpeau attribuait autrefois à la transformation du sang épanché.

Dans les cas où la suppuration du foyer se produit, si elle n'amène pas une terminaison fâcheuse, les parois se recouvrent de bourgeons charnus et s'accolent peu à peu ; si elles ont été détruites par la suppuration, un tissu cicatriciel vient combler la perte de substance et la cavité est remplacée par une cicatrice.

SYMPTOMES

Après avoir indiqué les causes, et étudié l'anatomie
pathologique des hématomes, il nous reste à énumérer
leurs symptômes : nous dirons ensuite quelques mots
du diagnostic et de la marche de ces tumeurs, puis nous
aborderons leur traitement.

Lorsqu'une personne est atteinte par un corps contondant avec assez de violence pour qu'il se produise un
hématome sans solution de continuité à la peau, le premier
phénomène qui apparaît est la douleur : l'intensité en est
très variable ; quelquefois le blessé continue sa route, son
travail, n'éprouvant dans la région contuse qu'une gêne
peu considérable ; dans d'autres circonstances, il tombe et
la douleur occasionnée par les mouvements est assez vive
pour qu'il soit dans l'impossibilité de se relever. L'impuis-
sance du membre peut être telle que l'on a vu des chirurgiens de profession diagnostiquer une fracture là où il y
avait un simple épanchement sanguin. Cette douleur
variable que révèlent la pression et les mouvements
imprimés au membre blessé, diminue peu à peu après
l'accident et ne tarde pas disparaître s'il ne survient pas
quelque complication inflammatoire.

Lorsque l'hématome n'a pas son siège trop profondément, le chirurgien appelé immédiatement après l'accident,
peut sentir au-dessous de la peau, un vide résultant de la

division des tissus sous-jacents, et qui est surtout remarquable lorsque quelque muscle à longue fibre se trouve divisé en travers. C'est dans ce vide que se forme l'épanchement de sang. On voit apparaître une tumeur de volume variable, suivant la violence de la contusion et le degré de vascularité de la région : la durée que cette tuméfaction met à se produire, n'est nullement en rapport avec son volume ; elle est peu ou très saillante suivant la profondeur de la collection, nettement circonscrite ou diffuse, suivant la constitution anatomique de la région. En général, son volume est plus considérable si le blessé ne garde pas un repos complet.

On voit quelquefois des hématomes n'être accompagnés d'aucun changement de couleur à la peau ; le fait est rare et le plus souvent des ecchymoses de forme et d'étendue variables apparaissent sur les téguments. Souvent leur production est immédiate ; quelquefois elles ne se montrent que quelques jours après la contusion, ce qui arrive surtout lorsque l'épanchement s'est fait profondément ou au-dessous de plans fibreux. Les ecchymoses peuvent ainsi être lointaines, c'est-à-dire apparaître à une distance variable de la collection sanguine ; ce phénomène est dû à la pesanteur et surtout aux aponévroses qui se laissent difficilement traverser par le sang et forcent ce dernier à suivre le trajet de quelque vaisseau ou de quelque nerf avant d'aller colorer la peau. Leur intensité, leur étendue, varient bien plus avec le nombre des vaisseaux superficiels déchirés qu'avec la gravité de la lésion : aussi ne fournissent-elles pas toujours des renseignements utiles pour établir le pronostic et apprécier les complications qui pourront survenir ultérieurement. « Leur teinte en partie bleu foncé et en partie bleu rouge, ne reste pas dans cet état. Le bleu et le rouge passent en se combinant, au brun, ensuite au vert et enfin au jaune citron clair. La teinte jaune qui se montre la dernière, reste ordinairement très longtemps avant de s'effacer, quelquefois des mois entiers. Enfin elle disparaît à son tour et l'on ne remarque plus aucune trace de l'extravasat. C'est la matière colorante du sang qui revêt à peu près toutes ces nuances. Une fois que le sang est sorti des vaisseaux et qu'il a pénétré dans le tissu conjonctif, la fibrine se coagule, le sérum imbibe le tissu conjonctif lui-même et retourne de là dans les vaisseaux où il est résorbé. L'hématine quitte les corpuscules sanguins et se répartit également dans les tissus à l'état de solution. L'hématine passe ensuite par diverses métamorphoses non exactement connues et accompagnées de changements de couleur, jusqu'à ce qu'elle se soit transformée en une matière colorante fixe, qui n'est pas soluble dans les liquides de l'organisme et que l'on appelle hématoïdine. Celle-ci se dépose soit en granulations, soit en cristaux et communique aux tissus une teinte jaunâtre plus ou moins foncée » (Billroth, *Traité de pathologie chirurgicale générale*). Outre les ressources qu'elle fournit à la médecine légale, l'ecchymose est encore utile quelquefois pour confirmer le diagnostic, témoin le cas du porteur d'eau cité dans la thèse de concours de Velpeau.

Les téguments ne présentent souvent d'autres lésions que cette coloration anormale, quelquefois cependant leur vitalité est compromise, ils ont une teinte grise noirâtre et il se forme une eschare qui vient aggraver beaucoup le pronostic des hématomes.

A la palpation, on trouve généralement au centre de la tumeur de la fluctuation et à la périphérie une induration qui correspond aux tissus dans lesquels le sang n'est qu'infiltré. Si l'épanchement est sous-aponévrotique, la tumeur est en quelque sorte diffuse, il y a plutôt une tuméfaction générale ; le palper donne la sensation d'une espèce d'empâtement plutôt que celle de la fluctuation : quelquefois cependant, celle-ci est manifeste, quoique profonde. Il arrive quelquefois que l'on perçoive au centre de la tumeur, des battements apparents qui proviennent de la rapidité avec laquelle le sang s'échappe des artérioles divisées ; au bout de quelques heures, les parties distendues par le sang résistent à l'abord d'une nouvelle quantité de ce liquide ; la fluctuation se change en une tension plus ou moins considérable, l'épanchement cesse de se faire et les battements ne se font plus sentir.

Un signe caractéristique des hématomes, c'est la crépitation à laquelle on donne le nom de sanguine, parce qu'elle tient à l'écrasement des parties fibrineuses du sang opéré par la pression des doigts. Cette crépitation a plutôt lieu à la base des hématomes qu'à leur sommet qui reste fluide : produite à diverses reprises, elle disparaît, mais on peut la retrouver quelques heures après, et quelquefois pendant plusieurs jours. Cette crépitation sanguine se distingue de la crépitation osseuse par sa disparition et son retour successif, de la crépitation tendineuse en ce que celle-ci n'est produite que par le mouvement des tendons dont les gaînes sont atteintes d'inflammation. La crépitation emphyséma-

teuse se reconnaît à ce qu'elle ne donne pas la sensation
d'un corps qu'on écrase ; toutefois, cette crépitation peut
accompagner la crépitation sanguine, lorsque des gaz vien-
nent à se développer dans le foyer de l'hématome.

DIAGNOSTIC ET MARCHE

Le commémoratif de la contusion, la tuméfaction, l'ecchymose, la crépitation sont les principaux éléments du diagnostic des hématomes; il est peu d'affections avec lesquelles le chirurgien puisse avoir quelquefois à faire le diagnostic différentiel. Morel-Lavallée a décrit des épanchements traumatiques de sérosité qu'il est possible de confondre avec les hématomes. Toutefois, la tumeur formée par de la sérosité ondule, tremblotte sous l'influence des mouvements qu'on imprime à la région qui en est le siège; elle fournit au doigt la sensation de flot, due à ce que le liquide oscille dans la cavité trop vaste qui le renferme; le bourrelet qui l'entoure ne ressemble pas à celui qui limite l'épanchement sanguin; à la palpation il donne simplement une sensation d'induration, tandis que si l'on a affaire à un hématome, on obtient de plus de la crépitation sanguine; enfin dans l'hématome, la fluctuation est plus nette au centre qu'à la circonférence.

Le bourrelet de la périphérie et la dépression du centre des hématomes les ont fait quelquefois confondre avec un enfoncement des os. Cette erreur était surtout commune, lorsqu'on n'en soupçonnait pas la possibilité, aujourd'hui elle est sans doute très-rare : pour l'éviter, le chirurgien ne doit pas oublier qu'autour de la bosse sanguine le bourrelet est arrondi et non anguleux comme celui que l'on rencontre dans les enfoncements des os ; en exerçant une forte pression, il arrive à sentir l'os sous-jacent et à reconnaître l'absence de toute mobilité.

Les abcès froids qui se développent sans douleur, sans altération de téguments, souvent à la suite d'une contusion, ont une fluctuation plus égale que celle des hématomes ; cette dernière en effet affecte souvent un caractère d'inégalité dû aux brides qui traversent la tumeur et la divisent en loges plus ou moins distinctes. En outre, le développement des abcès froids est lent, et si l'on est en présence d'un abcès par congestion, son apparition aura généralement été précédée de douleurs dans quelque point du squelette.

Les auteurs signalent la possibilité de confondre un hématome avec un anévrysme faux primitif. Nous avons vu, en effet, qu'au centre de la tumeur, on perçoit quelfois des battements qui proviennent de la rapidité avec laquelle le sang s'échappe des artérioles divisées, mais au bout de quelques jours, l'épanchement cesse de se faire et les battements ne se font plus sentir. D'ailleurs il ne faut pas oublier d'explorer les artères du membre au-dessus et au-dessous de la tumeur et se rappeler que la tension est plus forte dans les anévrysmes que dans les hématomes.

Lorsque l'épanchement sanguin suppure, il survient des phénomènes semblables à ceux qui accompagnent les abcès chauds ou les phlegmons ; pour éviter une erreur de diagnostic, dont les conséquences seraient d'ailleurs sans gravité, il suffit de se rappeler que les phénomènes inflammatoires ont été précédés d'une tumeur.

Les hématomes récents peuvent évoluer de deux manières principales, subordonnées surtout à l'état d'intégrité ou d'altération des téguments qui les recouvrent. Lorsque la peau est saine, la terminaison par résolution est la plus fréquente, seulement cette résolution arrive au bout d'un temps plus ou moins long suivant le traitement, les lésions des tissus avoisinant la tumeur, la constitution anatomique de la région, la quantité de sang épanché et enfin l'état général du malade. Roche et Sanson déclarent qu'elle demande toujours plusieurs semaines et souvent plusieurs mois. Quelquefois même, malgré l'intégrité de la peau, elle ne se fait point ; les auteurs signalent un assez grand nombre d'hématomes dont la durée a dépassé plusieurs années. La suppuration, quoique très exceptionnelle, peut avoir lieu, si le malade suppure sur un autre point du corps, ainsi que M. Verneuil l'a remarqué, ou bien si les règles de la thérapeutique ne sont pas observées. Lorsqu'il y a une eschare au-dessus de l'hématome, elle tombe du dizième au quinzième jour, le foyer sanguin se trouve ouvert et il survient une suppuration d'autant plus grave qu'elle a lieu dans un moment plus rapproché du jour de la contusion.

En résumé, le pronostic des hématomes varie surtout suivant l'état des parties molles, le traitement et l'état général du blessé.

TRAITEMEMT

Quelle conduite doit-on tenir en présence d'un hématome récent du tronc et des membres? Les avis sont par-
tagés : depuis Hippocrate jusqu'à nos jours, on a préconisé
un certain nombre de moyens de guérison dont nous allons
étudier les principaux ; puis nous donnerons quelques résultats d'un traitement nouveau encore, mais peut-être
supérieur aux autres.

« Hippocrate commande que l'on commence à bander
sur la partie contuse, afin de resserrer les veines et artères,
pour roborer la partie et empêcher la défluxion, et chasser
le sang hors de la partie blessée » (Ambroise Paré, œuvres
complètes, tome II, édition Malgaigne).

Galien a recours à la saignée, pour empêcher le sang
extravasé de se coaguler et de tomber en putréfaction.

D'après Ambroise Paré, il faut « évacuer le sang tant
par saignées, ventouses, cornets avec scarifications et sangsues, que par médecines propres et dédiées à telle chose,
comme sont les solutifs, moyennant que le malade n'aye
fieuvre forte et continue. » On l'évacuera insensiblement,
dit le même auteur, par potions résolutives, provoquant la
sueur, ou par bains, et par la manière de diète ténuis-
sime... « Le malade doit tenir bon régime jusqu'à ce que
les accidents soient passés. »

J. L.-Petit dit qu'on guérit beaucoup de bosses sanguines par la seule application d'un bandage compressif, lorsque la peau n'est point entamée et qu'il y a peu de sang épanché.... mais si la bosse est considérable, on ne la guérit pas toujours par les mêmes moyens. Dans ce dernier cas, il faut pratiquer l'ouverture largement et le plus promptement possible « parce que la résolution ne peut se faire et que d'ailleurs il faut découvrir le vaisseau pour arrêter le sang, et en troisième lieu, il faut prévenir l'inflammation. »

Pour Pelletan, les épanchements de sang ont de la tendance à se résoudre d'eux-mêmes, et souvent il suffit d'employer les saignées et autres évacuants ou les plus puissants résolutifs pour seconder la nature. Si toutefois la résolution ne se fait pas, il faut évacuer la totalité du sang contenu dans le foyer et rapprocher exactement les parois de ce dernier. Si l'évacuation était incomplète, le sang restant pourrait se décomposer et amener un *abcès gangréneux*. Ce même abcès pourrait survenir également si l'on ouvrait la tumeur sanguine avant que le sang infiltré dans le tissu cellulaire périphérique ne fût entièrement résorbé. Par le rapprochement des parois du foyer ou une compression exacte dans tous les points, on empêche l'air de pénétrer ; on arrive au même résultat en remplissant la plaie de charpie.

Champion, de Bar-le-Duc, comprime l'hématome avec les mains brusquement et assez fortement pour déterminer la rupture du kyste celluleux accidentel dans lequel le sang est renfermé. Ensuite à l'aide de pressions et de frictions ménagées, il favorise l'infiltration de ce liquide dans le tissu cellulaire ambiant. Il faut avoir soin de comprimer en même temps le siège du foyer pour en exprimer tout le sang qui pourrait y séjourner. On continue ces manipulations jusqu'à ce que le liquide ne forme plus de bosselures en s'infiltrant dans le tissu cellulaire, si l'épanchement est superficiel et jusqu'à ce qu'on présume qu'il soit entièrement disséminé hors du foyer, si ce dernier est profond. On termine l'opération par l'application d'un léger appareil compressif.

Velpeau, tout en conseillant les divers résolutifs, tels que l'eau salée, l'eau-de-vie simple ou camphrée, l'eau végéto-minérale, le muriate d'ammoniaque, vante beaucoup la méthode de Champion, de Bar-le-Duc ; pour Velpeau, le résolutif par excellence est la compression, à condition que le chirurgien sache l'appliquer. Elle ne doit être en effet ni trop forte, ni trop faible ; il faut qu'elle porte également bien partout et qu'elle n'aille point déterminer l'engorgement des parties qui sont au-dessous. Velpeau est peu partisan de l'incision qu'il qualifie de procédé dangereux.

Marjolin a souvent vu le fluide épanché se résorber sous l'influence des résolutifs ; le cas suivant surtout l'a vivement frappé ; un de ses malades avait sur la poitrine un hématome considérable consécutif au choc d'une lourde pierre ; il attendit pour ouvrir la tumeur que l'hémorrhagie fut complètement arrêtée: il fit appliquer pendant ce temps des résolutifs et l'hématome disparut rapidement. De là le conseil d'ouvrir rarement les tumeurs sanguines.

Roche et Sanson ne citent que la compression et la saignée. Boyer se sert des résolutifs dès les premiers instants, « non dans le but d'empêcher l'infiltration du sang qui

doit nécessairement suivre l'ouverture des vaisseaux, mais
pour en obtenir la résolution en sollicitant l'action organi-
que des absorbants » ; il réussit souvent « et il s'oppose
toujours à l'affluence des humeurs attirées vers les parties
contuses. » On peut à la rigueur avoir recours à l'incision,
mais il faut se presser d'autant moins de la pratiquer, que
l'on voit souvent des dépôts sanguins se terminer par résolution, alors qu'ils semblaient devoir, en raison de leur
volume, persister indéfiniment.

Bérard et Denonvilliers ne font que signaler les répercussifs, les résolutifs, et la compression d'après la méthode
de Champion. Ces auteurs donnent la préférence à l'incision qu'ils conseillent de faire de la manière suivante : on
plonge obliquement et de loin dans la tumeur, un bistouri
pointu et très étroit, avec lequel on divise les parois du
foyer par de légers mouvements de la pointe tandis que le
talon de l'instrument est immobile dans la plaie de la peau.
Pour faciliter la diffusion du sang dans toutes les parties
voisines, on reporte l'instrument sur plusieurs points du
contour de la tumeur; la petite plaie est exactement re-
couverte d'un emplâtre de diachylon. Il est avantageux de
pratiquer l'ouverture du foyer sanguin, à une époque peu
éloignée du moment de la blessure; le sang plus fluide
s'échappe mieux du foyer et les parois se réunissent plus
facilement.

Enfin, en 1856, dans un mémoire lu à la Société de
Chirurgie, Voillemier décrit un nouveau procédé, celui des
ponctions capillaires, pour évacuer le contenu des hématomes. Avant de ponctionner un épanchement de sang,
Voillemier veut qu'on attende que la tumeur soit bien des-

sinée et la fluctuation manifeste. Il faut éviter avec soin, pour faire la ponction, les endroits où la peau est amincie, enflammée : il ne faut pas non plus ponctiónner trop près de la base des hématomes, la sortie du liquide serait trop difficile. « Tandis que d'une main, on exerce sur la poche une douce pression pour tendre les parties et faire refluer le liquide vers un point donné, de l'autre on enfonce l'instrument perpendiculairement à la peau. Il est préférable de vider incomplètement la tumeur que d'exercer des pressions fortes. Pour pratiquer ces ponctions, Voillemier après s'être servi au début de simples aiguilles à coudre, a employé dans la suite la tige d'un petit trois-quarts explorateur dont le diamètre variait d'un millimètre à un millimètre et demi. Ces ponctions capillaires sont indiquées pour Voillemier toutes les fois que l'on a lieu de croire à la fluidité du dépôt ; la présence de caillots toutefois n'est pas toujours une contre-indication, la sérosité exhalée par les parois de l'hématome pouvant les dissoudre. »

Follin conseille d'employer d'abord les répercussifs et la compression ; si la résorption n'a pas lieu ou s'arrête, on peut recourir à la méthode de Champion ; si enfin ce moyen ne suffit pas, il reste l'incision ou la ponction ; dans le cas de suppuration, il faut fendre la poche traumatique le plus tôt possible.

M. A. Desprès traite les hématomes récents des parois du tronc et des membres de la façon suivante : un bain général, à la température de 28° à 30°, tous les jours jusqu'à la résorption complète de la collection sanguine ; dans l'intervalle des bains, repos complet, et application de cataplasmes de fécule de pommes de terre, si les téguments présentent quelques érosions ou menacent de s'enflammer. Par cette thérapeutique, l'éminent chirurgien de la Charité obtient une résorption rapide du sang extravasé ; on en trouvera la preuve dans les observations que nous avons pu recueillir dans le courant de cette année, dans son service à l'hôpital de la Charité, et que nous publions à la fin de notre travail.

En résumé, les principaux moyens employés pour obtenir la guérison des hématomes, sont les résolutifs, l'ouverture du foyer pratiquée par différents procédés, la compression et l'hydrothérapie.

Résolutifs. — Les principaux résolutifs encore préconisés sont l'eau blanche, eau de Goulard, eau végéto-minérale résultant de l'addition à une certaine quantité d'eau de quelques gouttes d'extrait de saturne, l'eau salée, les solutions plus ou moins concentrées de chlorydrate d'ammoniaque, usitées surtout en Angleterre, enfin l'eau-de-vie simple ou camphrée. Les auteurs, surtout les anciens, citent de nombreux cas où ces substances ont amené la résolution des épanchements sanguins, néanmoins leur efficacité est loin d'être admise par tous les chirurgiens.

Malgaigne ne leur accorde pas la moindre confiance et à la suite d'expériences entreprises à l'hôpital Saint-Antoine, il s'exprime ainsi : « Chose remarquable, avec l'eau-de-vie camphrée et l'eau blanche, la résolution demandait un à deux jours de plus qu'en abandonnant l'ecchymose à elle-même. J'en recherchai la raison et m'aperçus bientôt qu'une ecchymose un peu étendue ne va pas sans un certain degré d'endolorissement et d'irritation. Les topiques excitants entretiennent cette irritation ; les émollients sont préférables, ils l'apaisent et ramènent ainsi bien plus tôt les capillaires à leur fonctionnement normal. J'ai répété nombre de fois les mêmes expériences et je n'hésite pas à affirmer qu'en pareil cas, les prétendus résolutifs ne font que retarder la résolution (Malgaigne. *Anatomie chirurgicale*). » Voillemier en parlant du traitement des hématomes par les résolutifs, s'exprime de la façon suivante dans sa clinique chirurgicale : « J'ai vu quelques cas qui semblaient donner raison à cette opinion, mais ces cas sont rares, et le succès n'est jamais obtenu qu'au prix d'un traitement très long. Il faut même dire que ces succès sont le plus souvent incomplets et laissent subsister au milieu des tissus des noyaux plus ou moins volumineux qui peuvent devenir le point de départ d'accidents ultérieurs.

Dernièrement encore, j'ai eu occasion de voir un jeune militaire qui avait eu la cuisse gauche fortement contuse au siège de Sébastopol : un épanchement de sang considérable s'était produit et ne fut combattu que par des topiques résolutifs. Aujourd'hui il reste à la partie interne de la cuisse et au milieu des muscles, une tumeur plus grosse que le poing, allongée, dure et gênant la marche au point que ce jeune militaire a été forcé d'entrer à l'hôpital. J'ai traité une femme qui portait à la région lombaire une tumeur sanguine du volume d'un œuf, dure, réduite presque exclusivement à un gros caillot et remontant à plus de cinq mois. Cette femme ne s'est décidée à entrer à l'hôpital qu'après que la marche était devenue douloureuse et difficile. Les faits de ce genre ne sont pas rares. Combien de fois encore le traitement par les résolutifs échoue quand on se croyait sur le point d'obtenir le meilleur résultat : à la suite de mouvements, d'une pression opérée sur la partie malade pendant le sommeil et souvent sans cause connue, on voit le travail de résolution s'arrêter ; les malades accusent un sentiment de tension, une douleur profonde, peu à peu la poche s'enflamme et après bien du temps perdu, on est obligé de recourir à une large incision, ce que précisément on voulait éviter. »

Sans prendre à la lettre les assertions de Malgaigne et de Voillemier, nous croyons qu'il faut peu attendre des résolutifs que nous avons énumérés. Dans les observations publiées à l'appui de leur efficacité, ils ont été souvent employés en même temps que le repos, la compression, ou bien l'hématome était peu volumineux et les parties molles intactes : de plus les auteurs n'indiquent pas toujours le temps au bout duquel le succès a été obtenu. Si ces topiques sont appliqués dans des circonstances moins heureuses, ils échouent ou bien ils ne donnent que des guérisons lentes : les malades sont alors condamnés à un repos souvent très long, que leur position ne permet pas toujours d'observer aussi rigoureusement qu'il serait nécessaire et pendant ce temps, ils sont exposés aux différentes complications qui peuvent survenir dans les hématomes.

A la médication précédente, on peut rattacher l'eau froide, la glace, les sangsues, les vésicatoires employés à la fois comme résolutifs et comme antiphlogistiques, mais que nous apprécions ici au point de vue de leur action résolutive.

Le froid en déterminant la contraction des capillaires sanguins, peut arrêter l'hémorrhagie s'il est appliqué à temps, mais il s'oppose par le même mécanisme à la résorption de l'épanchement sanguin. De plus M. le Professeur Verneuil lui reproche « d'exaspérer souvent la douleur chez les uns, de déterminer de l'angine, de la bronchite, d'aggraver les affections thoraciques chez les autres. Il a en outre un contre indication très commune : il ne peut être employé toutes les fois que la vitalité des parties molles est plus ou moins atteinte, car il pourrait favoriser la production de la gangrène.

« L'application banale de sangsues sur les parties contuses est-elle raisonnable pour les hématomes sous-cutanés ?

Chez les enfants, gardez-vous de les employer, un enfant n'a jamais trop de sang et un vésicatoire fera tout ce que pourront faire vingt sangsues. Chez l'adulte, elles sont moins contre-indiquées, mais il ne faut jamais les appliquer sur les parties fluctuantes des hématomes ; il faut les placer sur le pourtour, au niveau du bourrelet : elles calment les douleurs qui existent parfois le lendemain de la contusion, et elles modèrent le travail inflammatoire qui commence. En aucun cas cependant, il ne faut appliquer des sangsues s'il y a une ecchymose à la peau, c'est s'exposer gratuitement à une inflammation. » (A. Desprès. *Chirurgie journalière*).

Dans le même ouvrage, M. A. Desprès dit, à propos des vésicatoires « qu'ils agissent avec une sûreté dont rien n'approche », et MM. Verneuil et Marchand les qualifient de moyen extrêmement puissant.

Pelletan, Boyer, Denonvilliers, Velpeau, et après eux plusieurs auteurs veulent qu'on pratique l'incision, si les résolutifs échouent. Mais l'ouverture des foyers sanguins occasionne quelquefois de terribles accidents ; il nous suffira de citer quelques observations tirées du mémoire de Pelletan, où l'incision a été suivie de la mort ou de complications graves.

OBSERVATION I

Un homme, âgé d'environ 30 ans, reçut sur la partie antérieure de la cuisse gauche, une enclume du poids de trois cent vingt-deux livres. Cette chute lui causa d'abord la plus vive douleur, et lui ôta tout mouvement de la partie blessée. La moitié inférieure de la cuisse et la circonférence de l'articulation du genou, se tuméfièrent et devinrent bleuâtres avec engourdissement de toute l'extrémité. Le repos, la diète et l'application des émollients calmèrent les premiers accidents. La peau devint jaune par l'infiltration du sang dans le tissu cellulaire ; l'engorgement diminua par degrés ; il n'y eut bientôt plus de douleur, et le malade ne gardait le lit que par l'impossibilité de faire agir les muscles contus : enfin l'ecchymose disparut totalement sans l'application des plus puissants résolutifs, et la maladie paraissait toucher à son terme. Cependant il restait au côté interne de la cuisse et à sa partie antérieure, dans l'espace de six travers de doigt au-dessus de la rotule, une rondeur égale dans toute sa surface, ne changeant point la couleur de la peau et offrant une rénitence pareille dans tous ses points. On croyait y sentir une fluctuation profonde, mais l'idée d'un reste d'engorgement dans le tissu cellulaire l'emportait sur celle d'une tumeur humorale.

Quelques jours s'écoulèrent sans que la tumeur diminuât, ni causât la moindre douleur au malade ; il y avait alors quarante jours de l'accident : la tumeur sembla quitter la partie antérieure de la cuisse et augmenter en proportion dans sa partie interne qui était déclive dans la situation couchée du malade. La fluctuation devint plus sensible, quoique encore très équivoque, à cause de sa profondeur. La tumeur était restée égale et avoisinait le tronc de l'artère fémorale à son passage par le tendon du muscle triceps. Je pensai alors que ce pouvait être une tumeur purulente, dont la formation du pus n'aurait pas été douloureuse à cause de la mollesse du tissu cellulaire : il me paraissait aussi probable que du sang épanché entre les muscles et le périoste en était la matière. Cette incertitude, le danger qu'il pouvait y avoir à plonger un bistouri profondément dans le voisinage d'une grosse artère, et surtout l'indolence de la tumeur, me firent hésiter longtemps à en pratiquer l'ouverture. Cependant la fluctuation étant devenu évidente et par la crainte très fondée de la dégénération putride du sang épanché, je fis une ouverture de deux pouces de longueur, par laquelle il sortit à l'instant la quantité de six à huit onces de sang en caillots un peu liquéfiés, mais sans odeur, ni mélange d'aucune autre matière ; la compression des parties environnantes en fit sortir une nouvelle quantité et, le doigt introduit dans la plaie, je sentis le périoste du fémur à nu dans une étendue relative à l'ancien volume de la tumeur. Une bandelette de linge fut introduite dans la plaie, et on appliqua un appareil légèrement compressif sur la circonférence du membre, en en exceptant le lieu de l'ouverture. Un jour fut à peine écoulé que la fièvre s'alluma, la cuisse se couvrit d'un érysipèle qui bientôt s'étendit sur la jambe et monta jusqu'à la région de la poitrine. La maladie prit le caractère d'une fièvre humorale et fut traitée en conséquence. Cependant la plaie, sèche pendant quelques jours, commença à répandre une grande quantité de matière ichoreuse et le pus ne prit un bon caractère que le vingt-cinquième jour de l'opération ; quoique la matière s'échappât librement et abondamment, il se forma une nouvelle tumeur phlegmoneuse à la partie antérieure et interne de la cuisse. L'ouverture qui en fut faite donna issue à une grande quantité de pus qui ne communiquait pas avec le foyer principal. Peu à peu tous les accidents se calmèrent, les suppurations se tarirent et l'usage du quinquina purgatif ou simple, acheva la guérison qui ne fut complète que soixante jours après l'ouverture de la tumeur sanguine.

Observation II

Le malade dont on vient de lire l'histoire, n'avait pas encore quitté l'hôpital lorsqu'il s'y présenta un homme âgé de soixante-quatre ans, d'une mauvaise complexion et qui avait reçu un coup de pied de cheval à la partie antérieure et moyenne de la cuisse droite. L'empreinte du fer était marquée sur la cuisse et la couleur noire s'étendait du double de la largeur du lieu frappé. La douleur était médiocre. La partie fut pansée avec des linges trempés dans une forte dissolution de sel marin. Le malade avait plus besoin de restaurant que de diète, et il fut mis à la portion d'aliments ordinaire. L'ecchymose de la cuisse s'étendit en largeur et devint jaune, puis se dissipa dans l'espace de dix jours : il restait cependant une tuméfaction qui se portait de devant en dehors de la cuisse, et une fluctuation non équivoque se fit sentir à une grande profondeur ; l'humeur paraissait située sur le périoste, derrière le muscle vaste externe et la forte aponévrose qui le couvre ; cette aponévrose céda en un point, et y laissa sentir une fluctuation si manifeste que je ne doutai pas un moment qu'il n'y eût une collection de pus, ou de sang en dissolution. La douleur accompagnant ces symptômes, je fis une incision qui donna issue à une quantité de sang en caillots et à moitié dissous, qu'on peut apprécier à deux palettes ou six onces. Ce fluide était situé à la surface du périoste que je touchai dans une étendue proportionnée au volume de la tumeur. Nous étions alors au dix-huitième jour de l'accident.

Dès le lendemain de l'ouverture de la tumeur, la fièvre s'alluma : la cuisse et la jambe devinrent érysipélateuses et le malade témoigna sentir la plus vive douleur dans toute l'étendue du foyer. La langue se chargea et devint limoneuse : le malade délira, et une diarrhée abondante accompagna ces symptômes. Le premier malade avait dû sa guérison à des évacuations bien ménagées : celui-ci tomba bientôt dans l'affaissement par l'effet des évacuations spontanées. Le quinquina purgatif qui lui fut administré, parut d'abord calmer les accidents, mais la faiblesse produite par la diarrhée devint extrême, et le malade succomba le neuvième jour de l'ouverture du dépôt sanguin. L'état érysipélateux de la cuisse n'avait éprouvé aucun amendement, et la plaie avait à peine fourni une médiocre quantité de matière ichoreuse.

Observation III

Un homme, âgé d'environ quarante ans, fort et robuste, fut amené à l'Hôtel-Dieu, peu de temps après le malade précédent. Il avait reçu un coup de pied de cheval au devant et au milieu de la jambe droite : la partie était fort douloureuse : il y avait gonflement, rougeur et ecchymose. L'application des émollients, la saignée et la diète ne calmèrent pas ces accidents. La tuméfaction fit des progrès, et une fluctuation manifeste détermina à faire une incision au niveau de la crête interne du tibia. Il n'en sortit que du sang fluide et noirâtre ; la quantité en était considérable ; la tumeur s'étendait depuis le côté interne, en devant et jusqu'au côté externe de la jambe. Au moyen d'une compression méthodique, la totalité du fluide s'échappa par l'incision. L'opération avait eu lieu le sixième jour de l'accident. Le lendemain, la jambe devint érysipélateuse, la fièvre s'alluma, et prit le caractère de fièvre bilieuse : les évacuants furent administrés avec succès. La suppuration, ichoreuse d'abord, devint de bonne nature, mais très-abondante. La fièvre diminua et l'érysipèle disparut en huit jours. L'abondance du pus, qui venait de la circonférence de la jambe, fit craindre la nécessité d'une seconde incision du côté externe du tibia ; mais des pansements méthodiques et bien soignés dirigèrent le pus vers l'incision déjà faite, et le malade guérit radicalement dans l'espace de six semaines, à dater du jour de son accident.

Observation IV

Jean B...., âgé de 42 ans, d'un bon tempérament, fut renversé, étant ivre, par un cabriolet dont la roue lui passa sur la partie postérieure de la jambe gauche. Il fut apporté à l'Hôtel-Dieu le 28 mars 1804, trois jours après son accident. Nous reconnûmes à la partie moyenne de la jambe une ecchymose d'une couleur violette foncée dans son milieu, et jaune à la circonférence. La tumeur occupait la partie postérieure du gras de la jambe qui était généralement lisse et tendue. Il y avait grande douleur, ce qui détermina à envelopper le membre d'un cataplasme émollient. L'engorgement était moindre le lendemain et permit de sentir une fluctuation très caractérisée au centre de la contusion, où l'on aurait dit que les muscles étaient déchirés. Les cataplasmes furent rendus résolutifs. Le malade fut traité à l'intérieur par la diète et les boissons délayantes, en raison de la fièvre et de la gravité de la blessure. Pendant sept jours, la tumeur n'éprouva d'autre changement qu'un amincissement de la peau, au centre de la contusion. J'y fis une incision qui donna issue à une chopine de sang en partie coagulé, en partie fluide et de couleur noirâtre. Bientôt le malade éprouva des douleurs violentes, le long de la jambe, une grande altération et une fièvre vive. Les secours tempérants les plus appropriés laissèrent subsister ces accidents jusqu'au cinquième jour : alors l'écoulement qui avait été sanguin, puis sanguinolent et séreux, devint graduellement un pus de bonne nature ; la quantité en fut surabondante jusqu'au douzième jour, mais tous les accidents furent calmés et la tuméfaction de la jambe se dissipa. Le malade reprit ses forces ; chaque jour on voyait s'avancer le recollement des parois et la cicatrice fut parfaite trente-six jours après l'accident, vingt-huit après l'ouverture du foyer, et dix-huit après la cessation des accidents.

Pelletan cite plusieurs autres cas où l'ouverture spontanée des foyers sanguins a produit des accidents non moins dangereux.

Velpeau, dans sa clinique du 26 août 1847, cite le cas d'une dame qui succomba à un érysipèle au bout de quatre jours : cet érysipèle était survenu à la suite d'une incision pratiquée à une bosse sanguine du crâne.

Voillemier déclare qu'ouvrir un épanchement de sang, c'est surprendre la nature dans un travail d'absorption et livrer à ses efforts des matières sanieuses et toxiques ; c'est s'exposer gratuitement aux accidents les plus graves.

M. A. Després a vu mourir d'infection purulente à l'hôpital un malade porteur d'un hématome ouvert en ville cinq jours auparavant.

« L'expérience a surabondamment démontré les dangers inhérents à toute espèce d'intervention et nous avons vu personnellement des accidents si graves succéder à l'ouverture des bosses sanguines même de petit volume que nous sommes habitués à regarder ces collections sanguines comme de véritables *noli me tangere*. » (Verneuil et Marchand, article contusion, *Dictionnaire encyclopédique*).

Nous n'insisterons pas davantage sur les dangers des grandes incisions ; la plupart des chirurgiens sont aujourd'hui d'accord pour les rejeter.

Quant aux ouvertures sous-cutanées pratiquées avec un trocart par le procédé de Bérard, nous leur adresserons plusieurs reproches :

La plaie étroite, oblique permet difficilement la sortie des caillots sanguins.

La piqûre faite avec le trocart qui a généralement un diamètre de 5 millimètres et quelquefois plus, est souvent suivie d'inflammation qui se propage au foyer sanguin et le fait suppurer. La crainte de déterminer cette inflammation fait que le chirurgien laisse s'écouler un certain nombre de jours entre chaque ponction ; pendant ce temps le liquide se reproduit et détruit les adhérences qui auraient pu se produire entre les parois du foyer.

Les ponctions capillaires semblent avoir donné de bons résultats entre les mains de Voillemier et de Broca, néanmoins elles ne sont pas sans danger. « En aucun cas, je ne conseillerai d'avoir recours aux ponctions capillaires évacuatrices. Dans les premiers jours, le sang est coagulé ; à moins qu'il ne s'agisse d'un de ces cas exceptionnels où le sérum du sang se sépare rapidement des globules, les ponctions évacuatrices ne retireraient rien ou presque rien. Passé le huitième jour, la ponction retirerait du liquide, mais je lui adresse deux reproches : en premier lieu elle vide la tumeur avant que ses parois ne puissent revenir sur elles-mêmes et alors il se reproduit du liquide qui est du sérum et du sang des vaisseaux ouverts ou à peine fermés et ceci expose à une inflammation ; cela a déjà été observé, mais l'on n'a publié que quelques rares observations où tous les détails ne sont pas donnés. En second lieu, elle ne guérit qu'une partie du mal et ne rend pas immédiatement l'intégrité des fonctions de la partie blessée. Le bourrelet périphérique qui est une partie du mal puisqu'il correspond à la séparation des tissus contus autour du sang épanché, persiste après l'évacuation du liquide et le malade demande toujours le même temps pour guérir » (A. Desprès, *Chirurgie journalière*).

La compression, déjà préconisée par Hippocrate, est un moyen de guérison plus lent peut-être, mais moins dangereux que les précédents. Elle doit être douce, méthodique. M. Verneuil recommande de la faire avec le bandage ouaté tel que l'ont décrit Burgræve et M. Guérin, soutenu au besoin par des attelles métalliques ou autres et par l'addition à la surface de quelques tours de bandes

silicatées. Il y a quelque temps, avant de traiter les hématomes par les bains, M. A. Després en faisait un usage
fréquent ; il se servait d'ouate et de bandes ; il avait soin
de la renouveler tous les deux jours, car au bout de ce
temps le coton s'était tassé et la bande relâchée. Si le
malade était incommodé par la chaleur de l'ouate, il le
soulageait en interposant de l'amidon entre la peau et
l'ouate. Il maintenant la compression jusqu'a ce qu'il n'y
eût plus de liquide dans l'hématome.

Selon M. A. Després, il n'y a aucun avantage à faire
de la compression les premiers jours ; il ne s'est pas encore
produit autour du foyer sanguin le travail de vascularisa-
tion nécessaire à la résorption des parties contusionnées
d'abord et du sang épanché ensuite.

La compression est difficile à faire dans certaines régions : de plus elle est contre-indiquée toutes les fois que
les parties molles ont été plus ou moins altérées par l'action des corps contondants et à plus forte raison lorsque
les parois du foyer sont enflammées. Elle causerait de la
douleur et favoriserait ou augmenterait l'inflammation.

Nous croyons qu'elle peut être avantageusement remplacée par les bains généraux de 28° ; les communications
orales de M. A. Després et les observations suivantes ne
permettent guère d'en douter.

OBSERVATION V

(Communiquée par M. Bouicli, interne du service).

N...., Julien, 25 ans, garçon maçon, entre le 20 janvier, salle

Saint-Jean, n° 1, dans le service de M. A. Desprès, à l'hôpital de la Charité.

Ca malade, roulé par une voiture, présente une ecchymose et une tumeur sanguine à la cuisse et au bras du côté droit, une plaie à la tête et une légère érosion à la région sourcilière du côté gauche.

Le bras tuméfié a triplé de volume.

Le quatrième jour après l'entrée à l'hôpital, c'est-à-dire le vendredi à la visite du matin, le sang extravasé à la cuisse et au bras est complètement résorbé. Le traitement a consisté en un bain chaud, d'une heure, tous les jours.

Cette observation, quoique incomplète est néanmoins intéressante en ce qu'elle nous montre un hématome volumineux résorbé au bout de quatre jours.

Observation VI

Cette observation malheureusement n'a pas été prise et ce que nous rapportons, nous l'avons pris dans le cahier de statistique de M. A. Després.

Dubreuil François, 55 ans, garçon maçon, entré le 31 mars, salle Saint-Jean, lit n° 13 bis.

Contusion de l'épaule, au bras, hématome considérable de la jambe droite.

Traitement. Bain chaud, d'une heure tous les jours. Guérison le 5 avril.

Observation VII

(Recueillie par M. Vrain, externe du service).

Maquehnem, âgé de 43 ans, gardien des prisons, est entré le

12 avril, à l'hôpital de la Charité, salle Saint-Jean, n° 8, dans le service de M. Després.

Le malade est habituellement d'une bonne santé, et n'a présenté jusqu'ici que des affections insignifiantes. La veille, conduisant une voiture à bras, il a été renversé par un omnibus à trois chevaux et fortement contusionné à la cuisse gauche, sur laquelle une roue de derrière a passé. A son entrée, on constate ce qui suit.

La cuisse malade paraît être trois fois plus volumineuse que l'autre ; elle présente de l'empâtement dans toute son étendue et de vastes ecchymoses irrégulièrement disséminées, noires en certains points, d'un violet foncé ailleurs, annoncent une contusion avec ses divers degrés. A la partie postérieure et moyenne de la cuisse le sang est réuni en un foyer assez considérable où il forme tumeur et donne de la fluctuation. En ce point l'ecchymose est très noire au milieu, violacée sur les bords : tout autour et à la partie antérieure, les ecchymoses sont d'un violet plus ou moins foncé et dénotent en ces points une contusion moins forte qu'à la partie postérieure, où l'on sent de la crépitation sanguine très manifeste. Indépendamment de ces signes, on constate encore quelques scarifications de la peau, au niveau des parties contusionnées, mais qui paraissent en ce moment assez superficielles pour ne pas devoir ouvrir les hématomes lorsqu'elles se détacheront. Le scrotum présente également une ecchymose sous-cutanée et le malade peut encore soulever son membre.

Comme signes généraux, le malade présente une grande pâleur : il est très abattu, tourmenté par une sensation d'engourdissement dans la cuisse qui lui a empêché de prendre du repos pendant la nuit. Il n'y a pas de mouvement fébrile bien marqué.

M. A. Després porte le diagnostic d'hématome volumineux de la partie postérieure de la cuisse avec déchirures musculaires.

La possibilité de produire des mouvements atténue la gravité du pronostic, surtout si les escarres ne tombant pas prématurément, l'hématome ne vient pas à s'ouvrir et à suppurer.

Traitement. — Un bain chaud (28°) d'une heure tous les jours, et pour combattre l'inflammation autour des eschares, application de larges cataplasmes. A l'intérieur, des toniques.

13 avril. — Le lendemain, le malade se trouve soulagé beaucoup par les bains ; les douleurs ont tellement diminué que le malade a pu dormir quelques heures. On continue les bains quotidiens jusqu'au 20 avril ; à partir de ce moment, le malade en prend un seulement tous les deux jours jusqu'au 26.

Pendant ce laps de temps, on voit les ecchymoses prendre successivement les diverses colorations de l'arc-en-ciel et en même temps le malade présente un ictère hémaphéique très accentué, dû précisément à la résorption de la matière colorante du sang. Les phénomènes généraux continuent à s'améliorer, le malade dort et mange d'un bon appétit, la cuisse a beaucoup diminué de volume, les mouvements deviennent de plus en plus étendus, l'adduction cependant reste toujours impossible, ce qu'on attribue à la déchirure d'une partie des adducteurs. En un mot, M. Després se félicite déjà de pouvoir guérir ce malade sans suppuration en quinze ou vingt jours, par le seul usage de grands bains prolongés comme cela lui est arrivé pour plusieurs autres malades précédents.

Le 25 et le 26 avril, le malade a quelques frissons, de l'inappétence, de la céphalalgie, la fièvre, qui jusque-là a été peu marquée, monte à 40°, on soupçonne alors l'ouverture de l'hématome ; en effet, une petite eschare à la partie externe et supérieure de la cuisse est tombée et a donné lieu à l'entrée de l'air dans un petit foyer situé à ce niveau ; à la pression, on fait sortir de la sanie purulente.

Le 29 avril. — Le grand foyer situé à la partie postérieure, s'ouvre à son tour, et suppure, ce qui maintient la température entre 39° et 40° jusqu'au 2 mai. A ce moment, les foyers suppurent franchement, la température baisse et descend de jour en jour au fur et à mesure de la diminution des foyers.

Tant que le malade a une température oscillant entre 39° et 40°, M. Després fait prendre de 0,50 à 0,75 centigrammes de sulfate de quinine au malade et un litre de vin : les plaies sont pansées avec des cataplasmes.

Complications. — Quelques abcès furonculeux sur la cuiss droite, à la partie externe. M. Després les ouvre au bistouri, et les fait panser avec des cataplasmes d'abord, et ensuite avec du diachylon. De plus, il est survenu une petite eschare au sacrum, qui est pansée à l'aide de plusieurs plaques de diachylon.

Le 14 mai. — Le malade va fort bien ; le foyer de la partie postérieure de la cuisse suppure encore un peu ; la température oscille entre 37° et 37°,6 ; le malade mange et dort parfaitement ; les plaies sont pansées avec des cataplasmes ; toutefois elles se cicatrisent lentement et les mouvements surtout restent longtemps douloureux ; le malade quitte l'hôpital, le 14 juin, complètement guéri.

Dans cette observation, on voit que les bains ont amené une résorption assez rapide de l'épanchement sanguin, pour empêcher le malade de mourir d'infection purulente, à la chute des eschares.

OBSERVATION VIII

Bourreau, âgé de 27 ans, cuisinier, entre le 28 avril, à l'hôpital de la Charité, dans le service de M. Després. Il raconte qu'il a toujours été bien portant ; la veille il a été renversé par un omnibus à trois chevaux, deux roues lui ont passé sur la cuisse gauche, à la région postérieure ; il a perdu connaissance et n'a pu se relever lui-même. À la visite du 29 avril, on constate ce qui suit. Le membre inférieur gauche est dans l'extension complète ; le malade ne peut ni le fléchir, ni le soulever, sans éprouver immédiatement une vive douleur ; cependant il n'existe pas de fracture ; la partie postérieure de la cuisse depuis le creux poplité, jusqu'à un travers de doigt au-dessous du pli fessier, et de la partie interne du grand adducteur au bord externe du biceps, présente une large ecchymose dont la teinte varie du bleu au noir ; les bords seulement sont jaunâtres ; cette région présente en même temps une tuméfaction très accusée, surtout à quelques travers de doigt au-dessus du creux poplité ; à la palpation qui est très douloureuse et arrache des cris au malade, on perçoit de la fluctuation à la partie inférieure et de la crépitation sanguine sur tout le pourtour. Les téguments ont conservé leur sensibilité à peu près intacte et ne présentent aucune plaie. Il y a rétention d'urine ; la température est normale. M. Després diagnostique un hématome sous-cutané de la cuisse, dû à la rupture de veines superficielles et prescrit au malade un bain quotidien, simple, d'une heure, à la température de 28° à 30°. Sous l'influence de ce traitement, non-seulement le foyer sanguin n'a pas suppuré, mais la résorption s'est faite très rapidement. Le malade fait remarquer lui-même, qu'après les deux premiers bains, la douleur et la tuméfaction ont diminué beaucoup : enfin la guérison marche si rapidement que le 3 mai, il y a disparition complète de la tumeur ; à ce moment la douleur est si peu vive que le malade peut marcher avec l'aide d'une canne pour descendre au bain ; la région contusionnée présente encore une teinte bleuâtre, violacée ; le 9 mai c'est à peine s'il reste encore une teinte jaunâtre ; M. Després désigne le malade pour Vincennes.

Observation IX

B..., âgé de 47 ans, infirmier à l'hôpital de la Charité, entre dans le service de M. A. Després, le 2 mai 1882. Ce malade aurait eu à l'âge de 20 ans, la fièvre typhoïde, de 22 à 24 ans, les fièvres intermittentes, au Mexique, et enfin à 28 ans, la syphilis. Malgré ces antécédents, l'état général paraît assez bon. Le 2 mai il a eu des difficultés avec un de ses camarades qui lui a contusionné le bras avec le talon de sa botte. A la visite du 3 mai, voici ce qu'il présente. Le membre supérieur gauche est dans la demi-flexion et le malade ne peut l'étendre, ni lui communiquer aucune espèce de mouvement sans souffrir beaucoup : le bras présente une tuméfaction grosse comme deux poings réunis, bleuâtre, violacée, siégeant à la partie inférieure et antérieure, au-dessus du pli du coude ; cette tumeur se continue en diminuant insensiblement, sur la partie supérieure de la face antérieure de l'avant-bras ; sur la peau, il n'y a aucune espèce de solution de continuité ; à la palpation, on perçoit une fluctuation très nette au niveau de la tumeur ; sur son pourtour, sont de petites nodosités peu résistantes, qui se laissent facilement écraser en produisant de la crépitation sanguine.

Pas de phénomènes généraux ; la température est normale, le malade a seulement un peu d'inappétence et une soif exagérée ; M. A. Després diagnostique un hématome à la partie inférieure du bras, consécutif à une contusion.

Traitement. — Bain complet, quotidien, à la température de 28° ; le malade commence à prendre un bain le jour même de l'examen, c'est-à-dire le 3 mai, et le 7, quand nous l'avons revu, nous avons constaté les modifications suivantes :

Le bras n'est plus fléchi, ni immobilisé par la douleur ; le malade dit qu'il ne ressent plus que quelques picotements autour de l'articulation du coude ; il vient même d'essayer, dit-il, de soulever une chaise avec son bras malade ; il n'a pu toutefois y arriver qu'en tenant le bras verticalement ; la tumeur a en grande partie disparu ; il reste encore un peu de fluctuation et de la crépitation ; l'ecchymose qui s'est étendue à presque tout l'avant-bras, est devenue jaunâtre, excepté sur quelques points où elle est encore violacée.

12 mai. — Il existe encore un peu de tuméfaction, de douleur et de larges plaques jaunâtres.

14 mai. — Le malade quitte le service, ne conservant comme trace de l'accident qu'une teinte jaunâtre du bras.

OBSERVATION X

Le nommé Boufflet, âgé de 52 ans, charretier, entre le 8 mai 1882, à l'hôpital de la Charité, salle Saint-Jean, n° 25, dans le service de M. Després.

Ce malade, un peu maigre, paraît néanmoins robuste et affirme avoir été toujours bien portant. La veille, il a reçu d'un camarade sur la hanche gauche, un coup de pied qui lui a occasionné une vive douleur et l'a renversé : il n'a pu se relever lui-même et on a été obligé de le transporter à l'hôpital. A la visite du 9 mai, voici ce que l'on constate :

Le membre inférieur gauche est dans l'extension complète et ne présente aucune trace de traumatisme, mais au-dessus du grand trochanter, sur la fosse iliaque externe existe une tumeur au niveau de laquelle la peau n'a pas changé de couleur ; cette tumeur est ovalaire, de la longueur d'une main et de la grosseur du poing : la palpation est douloureuse et arrache des cris au malade ; la fluctuation est incertaine, mais sur le pourtour de la tumeur on sent manifestement de la crépitation sanguine ; la marche est impossible, la toux douloureuse et quand elle a lieu, il semble au malade qu'on lui coupe la jambe ; la miction n'a pas eu lieu depuis vingt-quatre heures, il n'existe pas de signe de fracture.

La température est normale et l'appétit conservé.

M. A. Després porte le diagnostic d'hématome profond intermusculaire et prescrit le traitement habituel.

10 mai. — Le malade affirme que la douleur a beaucoup diminué, et qu'au lieu de se faire transporter au bain, comme les deux premiers jours, il peut déjà s'y rendre lui-même, en s'appuyant, il est vrai, sur le bras d'un camarade. La tuméfaction a diminué à peu près de la moitié, la fluctuation est devenue manifeste ; la peau, surtout à la partie inférieure de la tumeur au-dessus du pli fessier, est devenue bleuâtre, violacée. La rétention d'urine a cessé mercredi à midi ; l'état général est bon.

14 mai. — Il reste encore un point douloureux à la pression au niveau de l'épine iliaque antérieure et supérieure ; la tumeur a disparu à peu près complètement ; il ne reste plus qu'une teinte jaunâtre de la peau au lieu où était la tuméfaction. Le malade quitte l'hôpital.

CONCLUSIONS

1° Les topiques dits résolutifs ont une action douteuse, sur la résorption du contenu des hématomes récents ;

2° Les hématomes récents, fendus largement avec le bistouri, sont souvent compliqués des accidents les plus graves ;

3° L'ouverture de ces mêmes tumeurs avec le trocart, expose à l'inflammation et à la suppuration du foyer sanguin ;

4° Les ponctions capillaires de Voillemier ne retirent rien, ou presque rien les premiers jours ; passé le huitième jour, elles peuvent déterminer l'inflammation des hématomes et ne hâtent jamais leur guérison ;

5° La compression douce, méthodique, abrège la durée des épanchements sanguins ; toutefois elle est peu utile les premiers jours, difficile à faire dans certaines régions, et contre indiquée si les parties molles ont été altérées par le corps contondant, ou si elles sont enflammées ;

6° Par les bains chauds, on peut obtenir une résorption rapide des hématomes récents, diminuer beaucoup la douleur qui les accompagne, et atténuer toujours leurs complications.

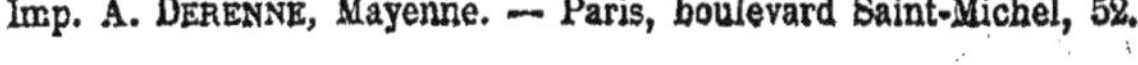

Imp. A. DERENNE, Mayenne. — Paris, boulevard Saint-Michel, 52.

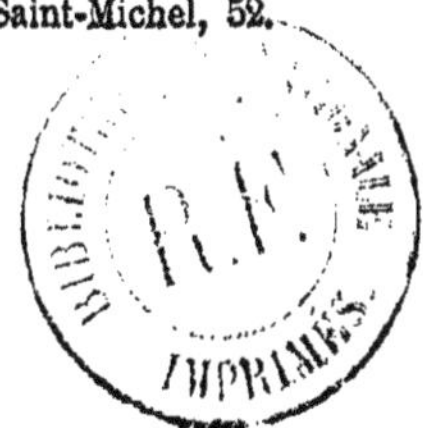

www.ingramcontent.com/pod-product-compliance
Ingram Content Group UK Ltd.
Pitfield, Milton Keynes, MK11 3LW, UK
UKHW020021080726
13614UKWH00003B/1489